Dʳ Robert JAMET

DE LA FACULTÉ DE MÉDECINE DE PARIS
ANCIEN EXTERNE DES HOPITAUX
MÉDAILLE DE BRONZE DE L'ASSISTANCE PUBLIQUE

——○○——

Des Pyémies à détermination cutanée

(Pustules de Colles)

———

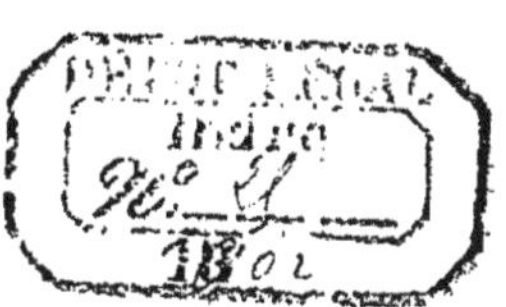

PARIS

Jules ROUSSET

36, RUE SERPENTE

—

1902

Dᵣ Robert JAMET

DE LA FACULTÉ DE MÉDECINE DE PARIS

ANCIEN EXTERNE DES HOPITAUX

MÉDAILLE DE BRONZE DE L'ASSISTANCE PUBLIQUE

Des Pyémies à détermination cutanée

(Pustules de Colles)

PARIS

Jules ROUSSET

36, RUE SERPENTE

1902

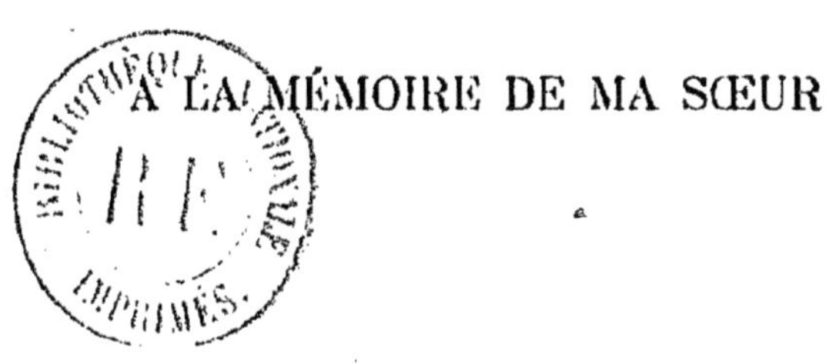

A LA MÉMOIRE DE MA SŒUR

A MON PÈRE ET A MA MÈRE

Hommage de mon affection et de ma reconnaissance

INTRODUCTION

Pendant notre séjour d'une année à l'hôpital temporaire de la porte d'Aubervilliers, dans le service de notre maître, M. le professeur agrégé Roger, il nous a été donné, à maintes reprises, d'étudier plusieurs cas d'infection générale grave, aboutissant à la pyohémie avec toutes les conséquences qu'on connaît. Mais à côté de ce tableau saisissant, nous avons pu réunir des observations se rapportant à la même infection générale, mais ayant un pronostic complètement différent. Il s'agit de pyémies bénignes, atténuées, à détermination cutanée. Il faut bien connaître, qu'à côté de l'infection générale grave, la pyosepticémie chirurgicale, puerpérale et médicale, avec ses complications souvent redoutables, il existe aussi une infection générale à manifestation cutanée : la peau semble alors un véritable émonctoire pour les déchets provenant de l'infection. Cette forme cutanée des pyémies, dont la première observation nous vient de Colles, est remarquable à d'autres titres encore.

Sa pathogénie soulève d'intéressants problèmes de pathologie générale.

Sa symptomatologie, fort curieuse, mérite d'être bien décrite, car tout en empruntant, au début, certains symptômes des infections en général, elle tend, au cours de son évolution, à prendre des caractères spéciaux qui lui appartiennent exclusivement.

Au cours de cette année, nous avons été frappé de la facilité avec laquelle on confond cette affection, notamment avec la varicelle et la variole. C'est dire l'importance du diagnostic.

Toutes ces considérations nous ont paru assez intéressantes pour en faire le sujet de notre thèse inaugurale.

Dans un premier chapitre, nous exposons l'historique des pyosepticémies ; dans un second, nous étudions l'étiologie, puis la pathogénie.

Nous décrirons ensuite le tableau clinique de la pyohémie à détermination cutanée ; enfin, après l'étude du diagnostic, nous indiquerons le pronostic, en insistant sur sa bénignité en général.

Mais, avant d'entreprendre cette étude, nous sommes particulièrement heureux d'adresser ici l'hommage de notre profonde reconnaissance à tous les Maîtres qui, par leurs leçons et leurs conseils, nous ont guidé au cours de nos études médicales.

A M. le professeur agrégé Roger, auquel nous tenons à adresser tout d'abord nos remerciements les plus sincères. Nous conserverons toujours le souvenir de ses leçons qu'il nous faisait à l'hôpital avec tant d'autorité et de science.

A. M le docteur Galliard qui nous a initié aux premiers éléments de la clinique médicale, et qui nous a toujours témoigné une grande bienveillance.

A M. le docteur Brault dont nous n'oublierons jamais les bonnes leçons. Que ce cher Maître reçoive ici l'assurance de toute notre reconnaissance pour l'admirable enseignement que nous avons puisé près de lui.

A M. le docteur G. Marchant auquel nous devons le meilleur de notre instruction chirurgicale. Nous gardons le souvenir de ses quotidiennes et agréables leçons qui nous furent si profitables ; et nous le remercions de la bienveillance qu'il n'a cessé de nous témoigner depuis que nous ne sommes plus son externe.

A M. le docteur Boissard dont nous avons eu l'honneur d'être l'élève à la Maternité de l'hôpital Tenon. C'est à lui que nous devons notre éducation obstétricale.

A tous nos autres Maîtres dans les hôpitaux : à MM. les docteurs Peyrot, Guinard, Michaux, Broca, Félizet, Nélaton.

A MM. les docteurs Oulmont, Tapret, Moutard-Martin.

Que M. le professeur Brissaud veuille bien recevoir ici nos remerciements les plus respectueux pour l'honneur qu'il nous fait en voulant bien accepter la présidence de notre thèse.

CHAPITRE PREMIER

Historique.

A une époque antérieure aux recherches de Piorry, de Sédillot, de Blum et Hüter, de Verneuil, jusqu'à nos jours, l'histoire de la pyohémie et de la septicémie était bien confuse.

On ne peut s'en étonner si on songe qu'on manquait alors des données qu'on possède aujourd'hui.

En effet, les infections en général étaient mal connues, et on ignorait à peu près complètement l'anatomie pathologique du pus.

Vers 1623, Morgagni et Ambroise Paré avaient étudié les accidents fébriles, si nombreux alors, chez la plupart des blessés. Ils enseignaient que la pénétration du pus était la seule cause capable d'expliquer ces accidents.

Velpeau, par une théorie ingénieuse, admet que le pus pénètre dans la circulation tantôt par endosmose, tantôt par absorption au niveau des lymphatiques, ou

encore par les extrémités veineuses béantes à la surface d'une plaie.

Puis Cruveilhier développe sa doctrine de la phlébite. Pour lui, c'est la membrane interne de la veine
qui sécrète le pus ; le caillot obturateur qui se forme
à son centre n'est autre qu'un abcès qui se déverse
dans la circulation. D'où l'origine des abcès métasta-
tiques.

Mais Virchow réfute tour à tour les doctrines de
ses prédécesseurs ; le pus n'est pas résorbé par les
vaisseaux intacts et par les lymphatiques ; la phlébite
capillaire de Cruveilhier n'existe pas.

Il explique ces accidents fébriles par la thrombose.

Le caillot se ramollit, devient purulent, de petits
fragments se détachent, véritables embolies, et se dis-
persent dans la circulation générale.

En 1847, Piorry (1) emploie le premier l'expression
de septicémie (σήπειν, putréfier). Ce mot ne tarde pas
à être universellement adopté, surtout après les travaux de O. Weber, Billroth, et de Panum.

A la même époque, une grande distinction tend à
s'établir. On remarque, grâce aux expérimentations,
que le pus n'est pas toujours nécessaire pour occasion-
ner l'infection. Le développement des matières putrides peut suffire. Dans ses belles recherches, Sédillot
le premier, injecte ces substances et constate les

(1) PIORRY, *Traité de méd. pratique*, I, III, p. 497.

mêmes phénomènes morbides avec un pus altéré par les mêmes substances putrides.

« L'infection putride, écrit-il, ou septicémie, est de nature essentiellement gangréneuse; elle est causée par l'introduction dans le sang de la sérosité altérée du pus... La purulence est le trait distinctif de la pyohémie, tandis que la gangrène dénote essentiellement la nature de l'infection putride. »

Il distingue donc la pyohémie proprement dite, d'une part, l'infection putride, d'autre part, qu'il appelle septicémie.

Billroth, Bérard admettent cette distinction et ajoutent une forme mixte, la septico-pyohémie. Hüter va plus loin : il admet une maladie générale, une intoxication qui revêt deux formes ; l'une, la septicémie, due à des produits de putréfaction (fièvre septique), l'autre due au pus en nature, la pyohémie (fièvre pyohémique).

Avec le même pus, il peut produire l'une ou l'autre des deux formes : il suffit d'employer la sérosité filtrée du pus, et de l'injecter pour voir évoluer la septicémie. Si, au contraire, on injecte le pus en nature dans les veines, il amène la pyohémie (1).

Avec Verneuil les divisions de Sédillot perdent de leur valeur. Il estime que la pyohémie n'est point une affection différente de la septicémie ; elle ne doit

(1) *Bulletin acad. de méd.*, 1878, p. 253.

son tableau clinique diffèrent qu'à des complications spéciales. Richelot définit ainsi la pyohémie : une septicémie accompagnée d'infarctus viscéraux et de grands frissons.

Pour Humbert, on trouve dans l'organisme les mêmes matières toxiques que celles qui naissent de la putréfaction et qui produisent tout aussi bien des septicémies.

Le sang et les organes peuvent être le siège de foyers où s'élaborent des matières septiques. Dans sa thèse, il les divise en substances excrémentitielles, anormalement retenues dans l'organisme et occasionnant l'urémie, la cholémie ; en substances septiques formées sur place, par suite de certaines altérations des éléments anatomiques : inflammation, suppuration, gangrène ; enfin en substances septiques de provenance exogène et absorbées par le malade (miasmes).

Comme s'il pressentait déjà les dernières découvertes de la science, Verneuil considère les plaies comme un organe où s'élabore un virus qu'il appelle sepsine et qu'il compare comme action aux ferments.

Gaspard (1), Hofschmidt cherchent la nature du poison putride, agent des pyosepticémies, et étudient l'action sur les tissus de l'acide carbonique, de l'hydro-

(1) Gaspard, Mémoire physiologique sur les maladies purulentes et putrides et sur la vaccine. *Journal de Magendie*, 1822, p. 1, 1824, p. 1.

gène sulfuré (Weber), de l'ammoniaque, de l'acide butyrique. En injectant de ces substances dans les veines des animaux, la mort survenait rapidement avec les symptômes des infections graves, et l'autopsie montrait qu'on était en présence de septicémies.

Cette théorie de la toxicité entra dans une voie féconde avec les travaux de Panum (1). Cet auteur démontra que les accidents observés dans ces infections relèvent de substances toxiques : l'intensité du poison putride n'est comparable qu'au curare et aux alcaloïdes végétaux ; 12 milligrammes de ces poisons, après avoir été soumis à la cuisson, à la dessication et à l'action de l'alcool, suffisent pour tuer un chien de petite taille.

Mais ces substances toxiques, par quel mécanisme se forment-elles ?

Les travaux de Pasteur et de ses élèves, en étudiant l'origine des fermentations, montrèrent dans les infiniment petits, le point de départ des accidents.

C'est la période microbienne de l'histoire des septicémies.

Les expérimentateurs étudient les éléments vibrioniens, agents de ces putréfactions.

Pour Leplat et Gallard, ces vibrioniens n'agissent

____

(1) ROGER, *Les maladies infectieuses*, 1902, t. 1, p. 247.

qu'à l'aide d'agents virulents. Mais par eux-mêmes, ils n'occasionnent aucun accident.

Coze et Feltz considèrent les bactéries comme agents essentiels de la production de l'infection putride.

En 1870, les auteurs qui admettaient l'intervention des microbes, étaient divisés en deux catégories : pour les uns, les diverses altérations du sang qui constituent la septicémie sont dues à des éléments figurés de nature différente ; les autres considèrent ces éléments comme secondairement développés.

Aujourd'hui, dans l'état actuel de la science, qui dit septicémie et pyohémie, dit infection de l'organisme par des bactéries pathogènes.

Quant à savoir à quoi est due la différence entre la forme septicémique et la forme pyohémique, on ne peut que formuler des suppositions : soit que la suppuration n'ait pas le temps de se produire dans la septicémie, soit qu'on invoque la question de terrain, les divers degrés dans la virulence des microbes, ces hypothèses sont vraisemblables.

D'ailleurs, on rapproche indifféremment ces deux formes, depuis que la bactériologie a établi qu'il n'existe aucune distinction capitale entre la pyohémie et la septicémie. Dans les deux formes, on trouve parfois des microbes de même espèce.

Quoique eh 1822, Colles, le premier, décrivit une éruption pustuleuse survenant à la suite de piqûres ou coupures anatomiques, et que longtemps après en 1848, Graves revint sur ce sujet, en montrant que ces pustules décrites précédemment peuvent non seulement apparaitre à la suite de certains traumatismes, mais aussi spontanément, sans qu'on puisse trouver une porte d'entrée, il faut arriveraux travaux modernes, pour avoir une idée exacte de cette infection à prédominance cutanée.

En effet, tant en Allemagne qu'en France, on démontra que, fréquemment, un organe ou un tissu est assez profondément atteint, à l'exclusion des autres, pour donner à l'infection une forme spéciale.

On décrivit les pyosepticémies à prédominance : cardio-vasculaire (endocardites, artérites) ; bronchopulmonaires ; urinaires ; hépatiques (ictères infectieux) ; osseuse, dont la grande manifestation, l'ostéomyélite, est aujourd'hui si bien connue ; articulaires (arthrites purulentes, pseudo-rhumatismes) ; nerveuses.

Enfin, quelques cas de pyémie à détermination cutanée furent observés.

En 1890, Jaccoud observe deux cas de pustules; l'un se rapportant à la description de Colles (après un traumatisme), l'autre à celle de Graves (sans cause apparente).

Il donne à ces cas le nom de maladie de Colles.

Verneuil, Broca publient de nouvelles observations.

En somme, cette affection a été surtout étudiée en

France, alors qu'à l'étranger on semble l'ignorer ou la mal comprendre. En effet, Unna décrit une variété d'impétigo infectieux qui ressemble à la maladie de Colles: il trouve dans les pustules les microbes de la suppuration.

Mais les dermatologistes ne sont pas tous d'accord sur la nature de cet impétigo.

Avant d'aborder l'étiologie nous croyons utile de montrer la première observation de Colles :

Ire Observation de Colles
(in thès. Paulides, Paris, 1891.)

Au mois de décembre 1818, un de mes élèves, M. Hutchinson, d'une constitution délicate, se coupe légèrement la première phalange du pouce de la main droite, en ouvrant un cadavre, mort de diphtérie laryngée, à l'hôpital Henœus.

Le larynx était rempli de matière ambrée liquide, si fréquente dans cette affection. La coupure était très petite et très peu profonde, de telle sorte qu'elle passa presque inaperçue. Le soir, se sentant mal à l'aise, il se couche plus tôt que d'habitude. Le lendemain matin, céphalalgie, nausées et douleur assez vive dans le bras droit piqué. Voyant que ces symptômes morbides ne font que s'accentuer, il prend un émétique suivi bientôt d'un purgatif.

Le deuxième jour, la douleur dans le bras droit est très augmentée et fort vive ; pas de modifications de la peau, mais les tissus sont un peu gonflés ; articulation du coude intacte et pas de lymphangite ni d'adénite axillaire, mais la souffrance est telle que le moindre contact devient intolérable. La coupure ne paraît pas envenimée, mais on y remarque une grosse pustule. La situation resta sans changement pendant deux ou trois jours ; le malade se plaignait de plus en plus de son bras, les fomentations locales de fortes doses d'opium n'amènent pas le plus petit soulagement ; peu à peu cependant, la douleur s'atténua, mais sans rémission correspondante de la fièvre. Au bout de trois jours, sensation de brûlure sur le côté droit du thorax, qui est d'une rougeur érysipélateuse ; elle s'étend de l'aisselle à la crête iliaque ; pas de gonflement phlegmoneux appréciable : tout se borne à l'enveloppe cutanée ; çà et là de nombreuses vésicules, bientôt pustuleuses et très fermes. La fièvre continue ; on recourt toujours, pour soutenir les forces épuisées du malade, à de larges doses de vin. Le 15 décembre, on incise la région malade, mais il ne s'écoule que du sang et pas le moindre pus, ni même la moindre sérosité ; bientôt, la peau desquama.

Les phénomènes généraux s'améliorèrent notablement, mais trois semaines après le début de l'affection, empâtement le long du bord externe du triceps, puis induration du pectoral avec formation consécutive d'un abcès ; guérison de ces abcès le 14 février. La santé est beaucoup meilleure et la guérison ne tarde pas à s'effectuer.

Dès le début du mal, le système nerveux fut profondément abattu et il y eut fréquemment du délire.

Pouls : 120 et même 130.

Les fonctions digestives, d'abord très troublées, se remirenensuite pour subir une rechute alarmante, en janvier ; cela est dû, peut-être, aux larges doses d'opium qu'on a été forcé d'employer.

Il serait utile de donner un aperçu de la fréquence de la maladie des pustules de Colles.

Mais, les statistiques font défaut ; on n'a publié qu'un nombre limité d'observations.

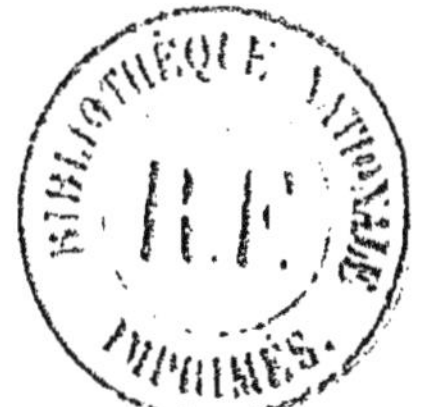

Est-ce à dire, pour cela, qu'on n'observe qu'exceptionnellement cette forme d'infection ? Nous ne le pensons pas. Mais la plupart du temps, quand, dans les consultations des hôpitaux, ou même en ville, on se trouve en présence de pustules, qu'un état général, rappelant le tableau d'une infection, a précédé, on envoie presque toujours le malade à l'hôpital d'Aubervilliers.

D'autre part, les erreurs de diagnostic sont fréquentes :

« Nous avons observé, dit M. Roger (1), plusieurs malades envoyés avec le diagnostic de variole, qui, en réalité, étaient atteints de pustules de Colles. »

(1) *Traité des mal. infectieuses*, t. II, p. 862.

CHAPITRE II

§ I. — **Etiologie**

Les pyosepticémies peuvent survenir dans deux conditions différentes. Tantôt il existe une altération, plaie ou lésion quelconque ; tantôt au contraire, l'organisme est normal ou semble tel.

Envisageons d'abord le premier cas.

On range dans ce groupe, outre les pyohémies chirurgicales et puerpérales, un certain nombre de pyohémies médicales, celles qui surviennent pendant ou après les fièvres éruptives, les angines, la tuberculose.

La porte d'entrée de l'agent infectieux est connue.

Elle peut être visible : elle se trouve au niveau du tégument externe, soit qu'il y ait plaie (1), contusion (Wagner a rapporté un cas de pyémie consécutive à une chute sur la hanche) : irritation de la peau (frottements dans le cas de Jaccoud) ; différents trou-

(1) Kocher, Infection générale secondaire à un panaris. (*Corresp. Blatt. f. schweis. Aerzte*, 1894.)

bles trophiques. Elle peut aussi siéger sur le tégument interne, les muqueuses.

Au contraire, elle peut être invisible : souvent, alors cette porte d'entrée qu'on trouve au niveau des voies biliaires (1), de la paroi intestinale, des voies bronchiques (2), etc., peut ne pas être une lésion.

Il est facile de se rendre compte, que dans ces cas, la pyosepticémie peut revêtir une apparence de spontanéité, mais seulement une apparence, car la porte d'entrée nous est connue.

L'étiologie de cette même classe nous est facile à trouver chez l'enfant. En effet, l'infection, et principalement l'infection cutanée, rencontre des voies d'entrée multiples. On connait la facilité avec laquelle les lymphatiques absorbent chez lui.

Bien des voies sont offertes au microbe de la suppuration par où il pourra entrer du côté du tégument externe : la plaie ombilicale, les plaies consécutives aux érythèmes si nombreux dans la première enfance, les plaies des vésicatoires ; la variole, la varicelle, la vaccine n'ouvrent-elles pas les portes à l'infection ? L'impétigo dont la suppuration est déterminée par tous les microbes pyogènes ; le percement des oreilles, la circoncision.

Cependant l'enfant est moins sujet que l'adulte à

---

(1) GIRODE, Quelques faits d'ictère infectieux. (*Arch. gén. de médecine*, 1891, I, 26, 169.)

(2) THIROLOIX, *Bull. soc. anat. de Paris*. 1891, LXVI, 167-172.

l'infection générale, le processus se localise souvent au système osseux. L'ostéomyélite est rattachée par les Allemands à la pyémie, ce qui fait dire à M. Roger que l'ostéomyélite serait la pyémie staphylococcique des jeunes sujets.

Arrivons maintenant au second cas : l'organisme est ou paraît normal. La porte d'entrée du microbe, la lésion initiale manque ou passe inaperçue.

L'infection est dite spontanée ou cryptogénétique.

C'est cette épithète qui, introduite en 1878 par Leube et Jurgensen, est aujourd'hui beaucoup employée en Allemagne.

Nous pouvons diviser ce groupe en deux classes secondaires. Tantôt, en effet, la lésion initiale a passé complètement inaperçue : pendant la vie aucun symptôme n'a révélé son existence, puis à la mort du sujet, on la découvre au cours de l'autopsie ; il s'agissait d'une petite ulcération de l'intestin, d'une suppuration à l'intérieur d'un organe (ovaire, trompe).

On peut alors s'expliquer la marche des accidents observés et leur reconnaître une cause.

Mais il n'en est pas toujours ainsi. Prenons le second cas. L'autopsie est pratiquée minutieusement : on dirige les recherches sur tous les organes. On ne trouve aucune lésion.

C'est alors qu'on se trouve en présence d'infections se produisant d'emblée, spontanément.

Notons d'ailleurs que c'est ce qu'on observe le plus souvent pour la maladie de Colles.

Aussi, pour interpréter ces faits, on peut fort bien recourir à la doctrine, qu'on reconnaît à peu près partout aujourd'hui, du microbisme latent de Verneuil, et admettre qu'à la suite d'une infection ou d'une suppuration datant de loin déjà, les microbes pathogènes sont entrés dans l'organisme. Là, ils se cantonnent dans un endroit quelconque et s'endorment pour ainsi dire, abandonnant momentanément leur virulence. Puis tout à coup, à la suite de certaines conditions, souvent mal déterminées, ils entrent en scène, se portent dans un point, sous l'influence d'une cause déterminante, un traumatisme, par exemple qui produit un *locus minoris resistentiæ*.

D'ailleurs, grâce à l'expérimentation, on connaît bien la parfaite réalité de ces inductions.

Dans d'autres cas, on peut s'expliquer aisément le développement de l'infection par un affaiblissement antérieur de l'organisme ; la moindre cause peut suffire pour donner aux germes l'accès de l'économie ; d'ailleurs cette pénétration se fait très probablement d'une manière constante à l'état normal.

Mais que risque un organisme sain ? Peu de chose ; tous ses moyens de défense sont vite mis en jeu pour détruire les microbes.

Tout changera, si l'influence d'une cause adjuvante

vient l'affaiblir, et l'empêcher ainsi d'engager une lutte moins efficace. Parmi celles-ci on peut citer le froid, la fatigue, le surmenage. M. Roger attache une grande importance à cette dernière, et il considère volontiers comme des septicémies les cas qu'on a qualifiés de fièvre de surmenage. Le travail musculaire exagéré diminue l'alcalinité des humeurs, et par conséquent leur puissance bactéricide, et l'infection devient facile. Elle se fait soit par le tégument cutané, soit par la muqueuse intestinale, car il est facile aux germes de franchir les parois du tube digestif. Arnd et Multanowski ont montré qu'une stase stercorale durant peu de temps (cinq ou six heures suffisent) peut produire une infection générale.

Il semble donc fort vraisemblable que bien des infections à point de départ inconnu, ont leur origine dans l'intestin. Mais nous ne saurions assez dire que de trop nombreux cas restent sans explication, et leur développement est incompris.

Et nous faisons surtout allusion ici à la maladie de Colles, qui ne reconnait en général, à part l'étiologie banale qu'on peut rattacher à toute infection, aucune cause palpable.

§ II. — Pathogénie

Les microbes qu'on rencontre dans les pyémies
sont assez variés : ce sont les streptocoques, les staphylocoques, pneumocoques, pneumobacilles, proteus,
colibacilles. On peut trouver aussi d'autres bactéries plus ou moins bien différenciées, et considérées
comme appartenant à des espèces particulières (1).

Mais il nous semble qu'il sera plus utile de déterminer la fréquence relative de chacun d'eux, plutôt
que de les énumérer tous.

Les recherches de Canon à ce sujet constituent
une étude fort complète. Si on consulte sa statisti-
que portant sur soixante-dix malades, on trouve men-
tionnés surtout le streptocoque, puis le staphylocoque
notamment dans cinq observations d'ostéomyélite
qu'il considère, avec les autres médecins allemands,
comme une pyémie de la période de développement
(3 fois l'aureus, 1 fois l'albus) ; du pneumocoque et
du colibacille.

(1) Babes et Oprescu, *Annales de l'institut Pasteur*, 1891.
p. 273.

Petruschky, sur 59 malades examinés, a recherché les microbes au moyen de cultures et d'inoculations directes à la souris : il trouve sur 17 résultats positifs 14 fois le streptocoque, 2 fois le staphylocoque doré, 1 fois le streptocoque uni au staphylocoque blanc.

Sittmann sur 23 cas de pyosepticémies trouve 11 fois du staphylocoque, 4 fois du streptocoque 6 fois du pneumocoque, 2 fois du staphylocoque uni au colibacille.

On voit donc que ce sont les streptocoques et les staphylocoques qu'on trouve le plus souvent (1). Quant aux pyémies localisées et à la maladie de Colles en particulier, on peut dire, après avoir consulté les observations publiées dans différentes thèses, et celles qui nous sont personnelles, que c'est le staphylocoque aureus qu'on retrouve presque toujours.

Notre observation I est intéressante à ce sujet : il s'agit d'une infection primitivement à streptocoques ; vers la fin du processus infectieux, quelques jours avant la mort apparaissent des pustules de Colles : l'examen dénote du streptocoque

Disons enfin que les associations microbiennes, excessivement rares dans les pyémies générales, n'ont jamais été trouvées pour la pyémie à détermination cutanée.

(1) Voir REYMOND et ALEXANDRE. A propos d'un cas de staphylococcyémie, *Revue de chirurgie*, n° 10, 10 octobre 1901, p. 486.

Quel est maintenant le mécanisme de l'infection ? On sait très bien que toutes les parties de l'organisme ne se laissent pas également envahir par les pyogènes. Si la suppuration est rare dans certains tissus, les cartilages par exemple, on peut vraisemblablement invoquer leur faible vascularisation. Mais il est moins aisé de s'expliquer pourquoi l'encéphale laisse si facilement évoluer les abcès alors que d'autres parties de l'organisme y sont plus réfractaires, les muscles par exemple.

Quoi qu'il en soit, les suppurations cutanées et sous-cutanées comptent parmi les plus fréquentes.

Nous voyons tout d'abord les infections cutanées d'origine externe. Tantôt c'est une maladie infectieuse qui joue le rôle de cause prédisposante : ainsi la plupart d'entre elles troublant plus ou moins la nutrition de la peau, la prédisposent aux gangrènes, aux suppurations qu'on observe si fréquemment à la suite de la variole, de la scarlatine, de la fièvre typhoïde. Tantôt l'infection de la peau se développe isolément. Remlinger a montré que normalement elle loge une quantité considérable de microbes. Ainsi on se rend aisément compte de la fréquence de l'infection cutanée dans ces cas ; une éraillure minime de la peau suffit à l'introduction du germe morbide : l'anthrax, le furoncle, l'ecthyma, l'acné, etc., reconnaissent cette cause.

Mais il est un autre mécanisme d'infection ; on le

rencontre dans celles qui, contrairement aux précédentes, se font de dedans en dehors.

Nous avons vu plus loin que des pyogènes peuvent faire irruption dans l'organisme à la faveur de causes multiples. Arrivés dans l'économie, ils perdent momentanément leur virulence, et ne manifestent leur présence que dans un temps plus ou moins long.

D'autres fois, les pyogènes entrés par le tégument cutané, infectent l'organisme ; mais ils tendent à s'éliminer par la peau. Parmi les lésions cutanées par véritable décharge microbienne, figure pour une grande part, la maladie de Colles. C'est en somme le même mécanisme que pour la variole et la varicelle. L'infection cutanée se fait de dedans en dehors. Dans la maladie de Colles, la peau sert donc d'émonctoire au staphylocoque, ce qui a fait dire à M. Roger que « ces pustules de Colles dues au staphylocoque doré représentent un processus éliminateur qui caractérise la fin d'une pyémie atténuée ».

Chez l'enfant où cependant les pyodermies d'origine externe sont si fréquentes, Budin, puis Marfan et Damourette ont montré des exemples du même mécanisme d'infection : la galactophorite dans les abcès des nourrissons ; l'enfant a absorbé par le lait les microbes qui produisent une pyémie à détermination principale sur la peau.

La transmission par voie placentaire des diverses infections de la mère au fœtus est aujourd'hui trop bien connue (1), et trop souvent observée pour que nous ne parlions pas de l'intéressante observation de M. Lop, de Marseille. (Voir obs. VI.) Elle a trait à un nouveau-né qui contracte de sa mère une staphylococcie cutanée.

Pour cet auteur, l'origine maternelle de cette infection ne saurait faire de doute : l'identité clinique et bactériologique de l'éruption démontre bien l'hérédo-infection.

C'est, nous croyons, la première observation que l'on possède à ce sujet.

(1) ROGER, L'hérédité dans les maladies infectieuses, *Gazette hebdomadaire*, 11. 18 et 25 octobre 1889.

CHAPITRE III

Symptomatologie

Parmi les manifestations cutanées de la pyosepticémie, nous n'envisagerons, comme précédemment
que les pustules cutanées ou maladie de Colles, en
laissant de côté les érythèmes infectieux et les pur-
puras.

Disons d'ailleurs dès maintenant que ces derniers
n'accompagnent qu'exceptionnellement les pustules
de Colles.

Toutes les fois qu'il se forme du pus sur un point de
l'organisme (plaie, abcès, épanchement purulent, etc.),
ce pus plus ou moins altéré peut être absorbé par
l'organisme.

Des accidents généraux plus ou moins graves en seront la conséquence : tantôt symptômes de pyohémie,
tantôt simple élévation thermique (fièvre traumatique des anciens auteurs).

C'est dans tous ces cas qu'on peut voir survenir à

une époque variable, comme premier symptôme, ou même, comme accident assez tardif, une éruption cutanée qui, indice de l'infection du sang, n'est autre que les pustules de Colles.

Cette forme secondaire à l'infection générale ne doit pas être rare.

L'éruption peut occuper différents points sur le tégument : le thorax, les membres, la face.

Pendant les jours qui la suivent, la suppuration semble diminuer. L'état général reste stationnaire.

Nous avons recueilli dans notre thèse une observation (1) fort intéressante, où il s'agit d'une malade qui, au cours d'un pseudo-rhumatisme infectieux grave présente une éruption généralisée de pustules de Colles.

Pendant les quelques jours où elle se manifeste, les symptômes généraux restent stationnaires, puis enfin s'aggravent et la malade succombe à l'infection générale.

On connaît aussi des exemples qui montrent que les pustules cutanées peuvent apparaître au début de l'infection. Elles constituent sa première étape ; et après quelques jours, d'autres accidents évoluent.

La première observation de Jaccoud sur la maladie de Colles en est un exemple (voir obs. III, p. 52).

La description de la maladie de Colles proprement

____

(1) Observation II.

dite, évoluant seule, peut être rapprochée de celle des fièvres éruptives ; elle comprend en effet une période d'invasion, une période d'éruption, et enfin la dessication.

A la période d'invasion, bien qu'on n'assiste pas au grand tableau du début de la pyémie, avec ses troubles généraux graves, ses grands frissons, sa température élevée, son facies infectieux et ses troubles nerveux parfois si accentués, son allure revêt cependant une certaine intensité.

Mais, avant l'apparition des premiers symptômes généraux, au moment où les pyogènes se préparent à lutter contre l'organisme, il y a place pour une phase pendant laquelle surviennent des signes précurseurs, très atténués, auxquels d'ailleurs le malade ne prête aucune attention.

Ce sont des malaises vagues, de l'inappétence, de la céphalée. Il est rare en effet qu'un sujet de bonne santé habituelle, soit pris brusquement comme pour la pneumonie, par un ensemble de symptômes qui l'obligent à interrompre tout travail.

Puis le malaise s'accentue, il est général ; il s'accompagne d'une incapacité de tout travail cérébral ou musculaire.

Enfin la période d'invasion apparaît.

Le malade est pris brusquement de frissonnements répétés, bientôt suivis d'une ascension thermique.

Le thermomètre marque parfois 40 degrés.

Contrairement aux autres infections, on ne note pas d'angine du début.

La rachialgie, par sa fréquence, a attiré notre attention.

Elle présente des caractères variables comme intensité, acuité, étendue et degré d'irradiation.

Tantôt continue, mais plus souvent intermittente, elle oblige souvent le malade à garder le repos. Son siège ordinaire est à la région lombaire ; quelques irradiations douloureuses peuvent s'étendre aux membres inférieurs, le long des cuisses.

Elle est spontanée, et la pression des apophyses épineuses peut aussi la réveiller.

Sa durée n'excède pas deux ou trois jours.

Elle ressemble beaucoup à la douleur rachidienne qu'on observe dans les fièvre éruptives, notamment dans la variole. On comprend pourquoi, au début, les erreurs de diagnostic sont si fréquentes.

Les différents appareils de l'économie ne sont pas fortement impressionnés.

En effet, les germes morbides doivent se localiser rapidement à la surface du tégument cutané ; ils n'atteignent ainsi aucun organe capable de réagir par des symptômes graves.

Les troubles de l'appareil digestif sont aussi légers que fugaces ; on note de l'inappétence, mais très rarement des vomissements et de la diarrhée.

Les modifications fonctionnelles de l'appareil circu-

latoire peuvent tenir à l'élévation de la température.
Aussi, le pouls est-il accéléré, de même que les mou-
vements respiratoires et cardiaques.

Ces phénomènes ont une durée passagère, car
l'élévation thermique est elle-même de courte durée.

Quant aux souffles anorganiques, on n'en observe
jamais.

On ne rencontre qu'exceptionnellement l'albumi-
nurie. Il est pourtant habituel d'observer des altérations
rénales dans les infections, si bénignes soient-elles.
Mais les microbes ne s'éliminent pas en aussi grande
quantité par l'urine comme pour les autres infections.
Nous avons déjà insisté sur les décharges microbiennes à la surface du tégument cutané, pour que
nous n'y revenions pas.

Au bout de deux ou quatre jours, en moyenne,
tous ces symptômes s'amendent ; l'éruption va apparaître.

Cette période d'éruption peut quelquefois manquer
ou passer inaperçue ; le malade continue à vaquer à
ses occupations, n'éprouve pas grand malaise et ne
vient consulter qu'à l'apparition des pustules (1).

La période d'éruption présente, comme nous allons
le montrer, un aspect qui permet presque toujours
de la différencier des autres pustules qu'on observe

(1) Voir observation VIII.

soit dans d'autres infections, soit dans les dermatoses.

La distribution des pustules de Colles n'offre rien de spécial ; on les trouve sur les membres, sur le tronc, à la face ; partout, en un mot, où la peau se laisse facilement distendre. La face palmaire des mains, par exemple, ou la plante du pied seront rarement atteintes.

Leur nombre est essentiellement variable. On peut compter quelquefois très peu d'éléments pustuleux qui demandent alors à être minutieusement recherchés ; on est tenté de rapprocher de la variole fruste où on ne trouve que quelques rares pustules disséminées, ces cas qui constituent une vraie forme fruste de la maladie de Colles.

Souvent on en compte une trentaine, soixante et plus.

Ils sont toujours disséminés et nous n'avons jamais observé ni relaté dans les observations déjà publiées, de confluence ni même de cohérence des éléments.

Ajoutons que certains objets de la toilette, tels que le bracelet, les tours de cou, les ceintures qui semblent, par une irritation chronique de la peau à leur niveau, provoquer un point d'appel pour certains éléments éruptifs (1), n'exercent aucune influence dans la distribution des pustules de Colles.

(1) Eruption en bracelet, en ceinture, en collier, en caleçon, dans la variole.

L'aspect de la pustule de Colles est caractéristique.

Elle est d'abord superficielle. Si on la regarde attentivement, on la trouve sous-épidermique, non enchâssée dans le derme (Roger) ; sa paroi semble extrêmement mince. Sa forme est irrégulière et variable. On trouve des pustules légèrement déchiquetées sur les bords, d'autres sont ovales, plusieurs à peu près rondes.

Leurs dimensions varient de même ; elles sont inégales. Généralement, les éléments observés n'atteignent pas la dimension des phlyctènes ou du pemphigus.

On ne trouve jamais d'ombilication au centre de la pustule, caractère négatif très important.

Souvent enfin, elle peut être entourée d'un petit cercle rouge ou rosé, inflammatoire.

Le tégument qui avoisine l'éruption est parfois altéré ; on peut observer des troubles sécrétoires, des érythèmes, du purpura (1), mais la plupart du temps les pustules de Colles reposent sur une peau saine.

Les muqueuses sont parfois le siège de deux ou trois petits éléments qui apparaissent à l'examen du voile du palais ou de l'amygdale. Mais il n'en résulte ni dysphagie ni trouble fonctionnel appréciable.

A ce sujet, Graves, dans sa clinique médicale, rapporte l'observation curieuse d'une femme dont l'au-

(1) Voir observation I.

topsie fit découvrir une éruption siégeant sur la muqueuse du larynx et de la trachée.

Mais ce cas nous paraît exceptionnel.

Le voici :

Une femme entrait à l'hôpital pour un phlegmon diffus dont elle avait été atteinte après avoir reçu un coup de pied de cheval sur la poitrine.

Au bout de quelques jours, les pustules de Colles apparaissent sur différents points du corps, et la malade mourait bientôt avec les symptômes du croup.

L'autopsie a montré que ces derniers accidents dépendaient d'une éruption pustuleuse qui recouvrait la muqueuse du larynx et celle de la trachée ; ces pustules étaient remplies d'un exsudat opaque.

Quant à la conjonctive, son envahissement est exceptionnel.

Le contenu de la pustule est constitué par un exsudat purulent, fluide, que nous étudierons plus amplement au diagnostic.

On ne trouve pas au cours de l'éruption les trois stades : papuleux, vésiculeux et pustuleux, qu'on est habitué à rencontrer dans la variole.

Nos observations ne parlent pas de cette évolution. C'est qu'en effet nous ne l'avons jamais observée. La pustule constitue bien le premier et dernier stade de l'éruption.

Dans l'observation VIII la vésicule contenant un liquide séreux et transparent, a duré peu de temps ; la limpidité primitivement observée a vite fait place au pus vrai.

L'observation X, page 61, décrit l'apparition de papules au début de l'éruption observée et leur transformation en pustules. C'est un des rares exemples que nous ayons trouvés.

Nous serons bref sur les symptômes généraux. Nous avons dit plus haut qu'aussitôt que l'éruption envahit la peau, la fièvre, la rachialgie et les symptômes du début s'amendent.

Aussi le malade n'éprouve-t-il rien de spécial.

L'état général se maintient en bon état ; la température reste normale.

Les différents appareils ne présentent aucun trouble morbide.

Au bout de quelques jours, deux ou trois dans la majorité des cas, arrive la période de dessication.

La pustule se dessèche rapidement sans tendance à l'ulcération. Elle disparait sans laisser de cicatrice. Il ne persiste seulement pendant quelques jours qu'une légère pigmentation au niveau des anciens éléments.

Quoique les différents auteurs qui se sont occupés de cette affection, assurent que la durée moyenne soit de trois à six semaines, parfois même d'un mois, on peut lui assigner une durée beaucoup moindre:

De cinq à six jours (obs. IV et V).

De neuf à douze jours (obs. VI et VII).

La durée peut être assez longue quand l'éruption se fait en plusieurs fois ; on note alors à chaque apparition d'un nouveau groupe de pustules les phénomènes généraux habituels qui les précèdent (observation X).

Les complications sont très rares ; mais rappelons que la suppuration du tissu cellulaire sous-cutané peut s'observer, car l'infection par les germes venant de l'extérieur est facile, à la faveur des solutions de continuité dues à la dessication des éléments.

On voit, en lisant l'observation IX, que les pustules de Colles peuvent être compliquées de douleurs articulaires intenses affectant la forme d'une attaque de rhumatisme articulaire subaigu.

CHAPITRE IV

Diagnostic

Bien que l'étude des symptômes de la maladie de Colles nous ait montré que ses traits cliniques ne sont pas aussi nets que tant d'autres infections et que certaines maladies aiguës, nous avons essayé de les mettre en valeur pour arriver à un diagnostic exact.

Mais ce diagnostic est trop souvent chose délicate, car il s'agit presque toujours de cas isolés.

Et cependant il y a grand intérêt à le poser dès le début de la période d'éruption. La conduite du médecin envers le malade et l'entourage en dépend. Par sa connaissance exacte, les questions relatives à l'opportunité de la désinfection dans certaines circonstances (ateliers, chambres communes), à l'isolement du malade, à sa vaccination, seront avantageusement résolues.

On pourra aussi établir rapidement le pronostic et le traitement qui conviennent à cette infection.

Rappelons encore les principaux caractères des pustules de Colles : elles sont disséminées sur tout le corps, peu nombreuses, jamais confluentes ; toujours superficielles (sous-épidermiques). Elles sont irrégulières, inégales entre elles et de dimensions variables. Insistons enfin sur l'absence d'ombilication au centre de la pustule. Nous avons noté aussi l'intégrité à peu près constante des muqueuses.

Quant aux symptômes généraux, ils passent inaperçus, ou sont tellement bénins qu'ils permettent une guérison rapide et sans incident.

Mais le diagnostic doit être complété par la recherche de l'agent pyogène d'une part ; nous montrerons, d'autre part que l'hématologie qui permet la constatation de la polynucléose offre une grande utilité dans les cas douteux.

Le contenu de la pustule de Colles est constitué par un exsudat purulent assez fluide. Ce pus d'une coloration jaune franc, n'a pas d'odeur, les fermentations secondaires provoquées par les bactéries n'ayant pas le temps de se produire.

A l'examen direct, au microscope, on trouve le staphylocoque. Il se présente sous forme de petits grains sphériques ayant de 0 μ, 7 à 1, 2 ; ils sont disséminés sous forme de mono ou de diplocoques ; on les trouve entre les cellules et dans les cellules du pus. Ils fixent énergiquement les couleurs d'aniline et restent colorés par la méthode de Gram.

L'aspect des cultures est caractéristique : il se développe sur la plupart des milieux qu'on emploie en bactériologie. Il trouble le bouillon ; au bout de quelques jours ce liquide s'éclaircit mais le fond se couvre d'un dépôt. Il liquéfie la gélatine. Un de ses grands caractères est la production d'un pigment jaune d'or, que la culture sur gélose rend surtout apparent.

L'examen microscopique du sang a permis, depuis que l'attention est appelée sur le rôle que jouent les leucocytes dans la défense de l'organisme, non plus de se borner à déterminer leurs variations numériques, mais d'établir les modifications de leurs diverses variétés. Cette étude de la leucocytose qui joue un si grand rôle dans la plupart des infections, renseigne journellement sur la marche de la maladie et peut offrir aussi quelque utilité pour le pronostic.

Les belles recherches de MM. Roger et Weill sur la leucocytose de la variole, ont rendu un incontestable service pour le diagnostic des cas douteux.

La leucocytose variolique est une mononucléose qui débute avec les premiers symptômes de cette infection et se manifeste jusqu'à une période assez avancée de la convalescence. Voici quelques caractères de cette mononucléose : les mononucléaires moyens sont les plus abondants (30 à 40 0/0). Les grands mononucléaires normaux, augmentés de nombre, arrivent de 4 à 10 0/0. On trouve en outre de grands mononucléaires (2 à 10 0/0), quelques mononucléaires éosinophiles (0,5 à 1 0/0), et surtout un mononucléaire (2 à 10 0/0) dont le protoplasma, non granuleux, a une grande affinité pour les colorants nucléaires.

Au contraire dans la pyémie bénigne avec pustules cutanées, la formule leucocytaire est totalement différente. Comme dans beaucoup d'infections, ce sont les polynucléaires qui sont augmentés de nombre.

On comprend toute l'importance de cette constatation ; il arrive fréquemment que des cas cliniques difficiles se présentent, et l'on hésite entre une variole discrète, sans contage connu, à symptômes généraux modérés, dont l'éruption se borne à quelques éléments pustuleux disséminés, et des pustules de Colles.

C'est alors que l'examen microscopique du sang lèvera tous les doutes ; si la leucocytose observée est une mononucléose, il s'agit d'une variole ; si, au contraire on constate des polynucléaires, le malade présente une éruption pyohémique (1).

Et dans tous les cas, la formule leucocytaire est invariable.

Quand les pustules de Colles apparaissent sur le tégument cutané, il faut les différencier avec toutes

(1) Le diagnostic hématologique ne peut être fait pour les pustules de Colles qu'avec la variole et la varicelle. Dans les autres infections, on sait en effet que la leucocytose est toujours de la polynucléose.

les affections papuleuses, vésiculeuses et pustuleuses.

Parmi ces dernières la variole et la varicelle peuvent être confondues avec la maladie de Colles, au premier abord tout au moins.

Dans la forme discrète de la variole (car les pustules de Colles ne sauraient être confondues avec une forme cohérente ou confluente), l'éruption est constituée par des papules, des vésicules, puis des pustules, rondes, dures, enchâssées profondément dans le derme, ombiliquées au centre. L'apparition fréquente des rash, les phénomènes généraux, le contage qu'on retrouve le plus souvent, permettent d'arriver au diagnostic.

Dans la varicelle, l'élément éruptif consiste en bulles oblongues, à bords déchiquetés dont le liquide est transparent. Ces bulles sont très superficielles. L'éruption se fait par poussées successives et on trouve des éléments voisins *d'âge différent*. Notons que parfois dans la varicelle les éléments peuvent atteindre d'assez grandes dimensions : on a décrit des formes pemphigoïdes. La leucocytose varicelleuse est mononucléaire contrairement à celle avec pustules de Colles.

Parmi les éruptions papuleuses et vésiculeuses, on éliminera le zona avec ses vésicules transparentes, groupées ou disséminées sur le trajet d'un nerf, avec ses névralgies, ses troubles de la sensibilité, son évolution.

Les syphilides cutanées vésiculeuses ou herpétiformes très rares ; varioliforme avec ses éléments ombiliqués ; bulleuses et pemphigoïdes seront reconnues par la notion du chancre infectant, l'évolution.

Parmi les dermatoses, on pourrait confondre la maladie de Colles avec l'impétigo contagiosa. C'est une dermatose contagieuse et inoculable, caractérisée par la production de vésicules qui aboutissent rapidement à la formation de croûtes jaunâtres, mélicériques, guérissant sans laisser de cicatrices et dues à l'action d'un coccus spécial. Cette affection se montrant surtout chez les enfants, débute en général par la tête et la face, puis se généralise au tronc et aux membres. Les éléments pustuleux dépassent souvent par leur volume les dimensions d'un schelling (Tilbury Fox).

L'ecthyma simple est difficile à confondre : la pustule reste peu de temps et fait place à une ulcération profonde, que recouvrent des croûtes noirâtres. D'ailleurs il ne se généralise pas, mais se cantonne.

Certains médicaments appliqués directement sur la peau sont capables de faire naître des éruptions, dont quelques-unes sont bulleuses et peuvent faire penser à la maladie de Colles.

Il faut citer surtout le sublimé dont l'emploi est si usité pour les pansements. Qu'il soit mal supporté par le sujet, ou que la dose employée soit trop forte, on trouve souvent sur la peau avoisinant la plaie une éruption bulleuse qui disparaît rapidement dès que le médicament n'est plus employé.

CHAPITRE V

Pronostic.

Au cours de la pyohémie généralisée, nous avons vu qu'il peut se produire, à un moment donné, une éruption de pustules de Colles. On ne saurait dire si ce symptôme, souvent tardif, signifie que l'agent pyogène tend à atténuer sa virulence.

Mais le pronostic est généralement fatal dans ces cas, et le malade succombe souvent, non seulement à l'infection, mais aussi aux lésions viscérales qui en sont la conséquence.

Il serait téméraire de généraliser et d'affirmer que le pronostic est forcément fatal; on a vu des infections générales, graves, aboutir à la guérison.

Il faut avoir aujourd'hui une idée moins étroite de la pyohémie, et ne pas toujours associer cette idée d'un processus grave à cette épithète de pyohémie.

Certes, une affection septique, quoique localisée,

même à la peau, peut faire courir souvent des dangers sérieux.

Mais quand on observe des pyémies où la localisation se fait sur un tissu, une articulation par exemple, une intervention chirurgicale amènera la guérison.

Il faut donc admettre des formes atténuées de pyémies. On connaît la fièvre de lait, la fièvre de surmenage, la fièvre traumatique, certaines fièvres urineuses, aussi, qui peuvent être considérées comme des fièvres septicémiques, mais tellement bénignes qu'on peut souvent les enrayer en deux ou trois jours.

La maladie de Colles entre dans cette classe ; c'est une pyémie atténuée, dont le pronostic n'est jamais grave. Tous les cas dont nous relatons ici les observations ont abouti à une guérison complète, en peu .de jours, et sans symptômes généraux sévères.

Il en est ainsi pour l'adulte.

Cependant, chez le nouveau-né, il est probable qu'une infection, même aussi atténuée que la maladie de Colles, ne peut être supportée par un organisme qui ne saurait utilement opposer ses moyens de défense.

Ainsi, dans l'observation de M. Lop, au bout de quatre jours, l'enfant succombe (voir p. 58).

CHAPITRE VI

Traitement.

Par son évolution naturelle, l'infection staphylococcique à manifestation cutanée aboutit à la guérison.

Il suffira donc de diriger les réactions morbides, et suivant les cas, de les stimuler ou de les restreindre.

Le traitement de l'état général se réduit à une médication expectante ; on doit combattre, en outre, les complications qui peuvent se présenter.

On veillera au bon fonctionnement des principaux appareils de l'économie, notamment du tube digestif ; on combattra l'insomnie, les troubles nerveux.

Mais il faut penser aussi qu'on a affaire à une affection septique qui peut épuiser l'organisme. Aussi on relèvera l'état général par des moyens appropriés.

L'alimentation du malade est le plus important. On le nourrira de mets très nourrissants et de digestion facile : les œufs, le bouillon, les jus de viande formeront la base du régime.

On s'adressera aussi avec avantage aux préparations alcooliques : la potion de Todd, le rhum.

Le sulfate de quinine comme tonique et anti-fébrile est indiqué. Jaccoud prescrivait de préférence l'acide salicylique à la dose de 1 à 2 grammes (1).

Localement, le nettoyage de la peau est de la plus haute importance. On doit recourir de préférence aux bains antiseptiques qui donnent de bons résultats. On en prescrit un au début de l'éruption ; puis un autre à la convalescence.

On peut employer l'eau naphtolée (40 grammes pour 200 litres d'eau) ; ou de préférence le sublimé : 10 à 20 grammes de bichlorure de mercure mélangés à une quantité égale de chlorhydrate d'ammoniaque pour 200 litres d'eau, donnent une proportion de 0,05 à 0,1 pour 1000.

La durée du bain est d'un quart d'heure environ.

C'est un bon moyen pour prévenir les infections secondaires par la peau.

Il est rare que le bain de sublimé occasionne des dermites. Dans ces cas, des compresses d'eau stérilisée ou l'emploi de vaseline boriquée amènent rapidement la guérison.

Le traitement des complications n'offre rien de spécial. Mais pour empêcher leur développement, on doit s'inspirer des résultats obtenus grâce au simple isolement dans les infections en général.

En somme, le traitement se résume ainsi : soutenir l'organisme par l'alimentation et les toniques ; tenter l'emploi des antithermiques généraux (quinine, acide salicylique) ; nettoyage de la peau ; enfin isolement.

(1) Voir *Th. Paulides*, Paris, 1892, p. 29.

CHAPITRE VII

Observations.

OBSERVATION I (Personnelle)

Pas d'antécédents personnels. Le malade jouit ordinairement d'une bonne santé. Entré le 22 novembre 1901.

Il y a un mois H..., âgé de 63 ans, ajusteur, s'est piqué l'index droit ; il fut admis le 16 de ce mois à l'hôpital Saint-Antoine où il fut soigné pour un panaris.

Quelques jours avant son entrée à l'hôpital, il constate sur le dos du premier orteil, une rougeur qui ne tarde pas à devenir fluctuante et que l'on incise à l'hôpital.

Il y a deux jours, sans prodromes ni phénomènes généraux, apparaît à la face une plaque érysipélateuse rouge, tuméfiée, peu douloureuse au toucher, occupant actuellement toute la joue gauche, le nez, l'oreille gauche et la région temporale.

Sur l'oreille, quelques phlyctènes.

Adénopathie sous-maxillaire.

De plus, on trouve le genou gauche rouge, tuméfié, avec lymphangite. Les tissus environnants sont œdématiés, douloureux et l'on perçoit le choc rotulien.

L'état général est assez bon ; mais le malade se plaint de céphalée et d'insomnie qu'il attribue à la douleur que lui fait ressentir le genou.

La langue est saburrale. Pas de diarrhée.

Poumons, cœur normaux. Rien aux autres appareils.

Urines. Albumineuses. Temp. : 38°6.

27 novembre. — La région sus-hyoïdienne est le siège d'une tuméfaction limitée, très fluctuante, douloureuse au toucher.

On incise et on draine.

1er décembre. — Le genou gauche est devenu franchement fluctuant. On incise et on donne issue à une certaine quantité de pus.

La face antérieure de la jambe du même côté est rouge et tuméfiée, moins cependant que les jours précédents.

Pansements humides. Temp. normale.

2 décembre. — Le poignet est le siège d'une éruption assez abondante de pustules de Colles. Les éléments inégaux, superficiels, entourés d'une zône rouge, sont apparus sans cause.

Pansements humides.

Le talon est ulcéré. L'orteil gauche suppure toujours.

Le panaris de l'index droit est stationnaire. Le malade en souffre beaucoup la nuit.

La face desquame abondamment.

Température. 38°

4 décembre. — Le thorax est le siège d'une éruption discrète de pustules de Colles. Elles sont disséminées, plus abondantes sur la moitié gauche de la région thoracique, au nombre d'une trentaine environ, et entourées d'une zone rouge. (L'examen du pus révèle du streptocoque.)

Plus d'albumine dans les urines depuis six jours.

6 décembre. — Etat stationnaire.

Le genou suppure moins. Temp. 37.

8 décembre. — La plaie de la région sus-hyoïdienne est cicatrisée.

9 décembre. — Les pustules ont à peu près disparu.

Les plaies sont stationnaires. Temp. 37°2.

10 décembre. — La température monte à 39°4. On constate à la cuisse droite une rougeur érysipélateuse.

11 décembre. — Nouvelle poussée de température, 39°6. Extension de la plaque érysipélateuse jusqu'au pli inguinal.

13 décembre. — Le malade s'affaiblit. Le teint est pâle. Amaigrissement. Anorexie. Rien aux poumons ni au cœur. Température, 38°2.

13 décembre. — Le panaris suppurant, et exhalant une odeur infecte, on incise la pulpe de l'index par une incision circulaire. On résèque la phalangette qui est complètement nécrosée. La tête de la phalangine également nécrosée est réséquée à la pince coupante.

Hémostase ; on suture le lambeau cutané.

Pansement humide légèrement compressif. T. 38.

14 décembre. — Le malade a passé une assez bonne nuit.

On applique de nouveaux pansements humides. Peu de suppuration.

15 décembre. — Etat stationnaire.

Le panaris suppure légèrement.

16 décembre. — Même état.

L'amaigrissement fait des progrès appréciables depuis quelques jours.

17 décembre. — Deuxième poussée d'érysipèle de la face. Il occupe le côté gauche. Dans la soirée, temp. 40°.

18 décembre. — L'érysipèle a gagné le côté droit.

La suppuration semble se tarir.

Etat général alarmant.

19 décembre. — L'érysipèle a gagné la face postérieure du thorax, surtout à gauche.

Le malade est très oppressé. De temps en temps il semble ébaucher le Cheyne-Stokes.

Pouls à 120.

Langue sèche.

Au poumon quelques râles à la base droite.

Dans l'après-midi le malade est agité et délire.

Les taches purpuriques qu'on remarquait dans la matinée sur la face antérieure du thorax ont augmenté de nombre

Vers 6 heures le malade meurt.

Pas d'autopsie.

OBSERVATION II

(Observation d'Anstie, in *The Lancet*, 1870, p. 117.)

Emma W..., 30 ans, grande et forte fille, domestique, entre à l'hôpital le 10 septembre, se plaignant de douleurs articulaires.

Elle dit qu'elle a des « rhumatismes » depuis plusieurs jours. Temp. s. 40°; œil gauche fortement ecchymosé.

On pense d'abord à un rhumatisme et on la traite par le lait, le bouillon et l'extrait de viande; on lui donne toutes les heures, 10 grains (60 centigrammes) d'azotate de potasse avec 30 grains de carbonate de potasse et 10 grains de poudre de Dower.

Elle dort bien la nuit.

Le lendemain matin, même état qu'auparavant.

12 septembre. — L'état a un peu empiré. Temp. 40°; quelques taches rouges sur la main droite et la joue.

13 septembre. — Toute la face et le tronc sont couverts de pustules, à différents degrés de développement. La malade dort mal la nuit et a des frissons répétés. Temp. 41°; elle répand une odeur fade; langue sale, blanchâtre. Les articulations sont sensibles à la pression; genou gauche très gonflé.

Au dos de la main droite, rougeur inflammatoire, rougeur analogue à la malléole gauche; selles très fétides. En présence de ces phénomènes, on ordonne huit onces de Xérès, par jour, et deux grains de quinine toutes les quatre heures, pas d'amélioration.

. La malade est prise d'un violent délire; selles liquides, très abondantes et d'une mauvaise odeur.

14 septembre. — Les pustules sont très nombreuses, la langue est sèche, les dents couvertes de fuliginosités.

Autopsie. — Cœur normal ; dans les deux poumons, à la base, des foyers purulents ; reins gros et congestionnés ; rate petite et congestionnée. Le genou gauche renferme une grande quantité de pus, peu épais et jaunâtre.

OBSERVATION III
(1re obs. de Jaccoud, in *thèse* Paulides)

Le nommé Leroux J..., âgé de 34 ans, terrassier, d'une constitution robuste, entre le 26 mars 1890 dans le service de M. le professeur Jaccoud, salle Jenner, n° 6. Le jour de son entrée il avait une température de 40°1 le soir.

Le 21 mars en se levant, il s'est trouvé mal à l'aise avec un fort mal de tête et extrêmement fatigué ; il a pu aller à son travail, mais le lendemain il a dû s'aliter, la céphalée ayant augmenté ; pas d'appétit, constipation, les durillons de la face palmaire des mains étaient devenus douloureux (22 mars) sans aucune inflammation.

Le 23 mars, il s'est aperçu, que la face palmaire de la main gauche et la plante des pieds présentaient des phlyctènes contenant un liquide opaque. Le 24, il a été pris de frissons et d'un point de côté.

Après son entrée à l'hôpital, l'éruption s'est montrée à la face palmaire de la main droite ; on observe aussi une pustule à la face dorsale du médius de la main gauche.

Le 26 mars, on constate une diminution du murmure vésiculaire et quelques soupçons de râles sous-crépitants ; expectoration visqueuse ; le malade a un peu maigri.

Le 27, tous ces phénomènes augmentent et l'on constate tous les signes d'une broncho-pneumonie, submatité, râles sous-crépitants, respiration soufflante ; les crachats sont muco-purulents ; les pustules des mains et des pieds entrent en suppuration. Temp. matin, 38°3. Traitement : acide salicylique, 2 gr. en quatre prises à des intervalles égaux ; cordial avec rhum, 60 gr. ; acétate d'ammoniaque, 3 gr. ; vin de quinquina, 120 gr. Comme la constipation persiste, un lavement purgatif est administré avec 60 gr. de miel mercurial.

28. — L'œil droit est rouge, gros ; M. Beurnier, chef de clinique de M. Lefort, constate un abcès de la chambre antérieure ; vésicatoire derrière l'oreille droite. La rate est grosse. Temp. matin, 38°5 ; soir, 39°1.

28. — Même état dans le poumon, l'œil est plus rouge et tuméfié.

30. — Incision et extraction par la curette du cristallin et du corps vitré.

31. — Le malade souffre moins de son œil droit ; les pustules des membres sont en voie de guérison.

1er avril. — Les râles ont diminué dans le poumon ; même traitement avec 80 grammes de rhum. Un foyer purulent apparaît entre les deux premiers orteils du pied droit ; il est ouvert et pansé.

3 avril. — Nouvel abcès à la fesse droite, pansement après incision ; le malade accuse une douleur au niveau de la rate.

9 avril. — Autre abcès à la partie moyenne et postérieure de la cuisse droite ; il est ouvert et pansé ; les abcès des mains et des pieds ont guéri. Acide salicylique 1 gr. en 4 fois.

10 avril. — A partir de ce jour, la broncho-pneumonie et l'œil marchaient à la guérison, qui toutefois était très lente, puisque le malade, jusqu'au 26 avril, était dans un état sérieux.

19 avril. — Suppression de l'acide salicylique. Les plaies de la fesse et de la cuisse sont en voie de guérison. Le globe oculaire droit est représenté par un moignon.

25 avril. — L'amélioration continue.

5 mai. — Le malade est complètement guéri.

Examen bactériologique fait par M. Ménétrier.

Le pus des collections purulentes du pied examiné au microscope renferme des chaînettes de streptocoques en grand nombre. Les cultures fournissent également des colonies de streptocoques d'une manière exclusive.

Une souris inoculée par injection sous-cutanée meurt d'infection streptococcique franche ; son sang, examiné, fournit de nouvelles cultures de streptocoques.

Le pus du phlegmon de l'œil et de l'abcès de la fesse semblablement examiné renferme également le streptocoque à l'état de pureté et qui a été cultivé.

Les crachats, d'aspect muco-purulent, renferment à l'examen microscopique de nombreux pneumocoques. Des cultures caractéristiques en ont été obtenues. Une souris, inoculée avec ces crachats, est morte d'infection pneumococcique. Son sang, mis en culture a fourni des colonies de pneumocoque bien caractéristique.

OBSERVATION IV (personnelle).

Maurice B..., âgé de 6 ans, est entré à l'hôpital d'Aubervilliers, le 5 février 1899.

Il est envoyé avec le diagnostic de varicelle.

L'enfant ne peut donner aucun renseignement sur le début de l'affection.

On remarque au niveau du sacrum une petite ulcération superficielle, ronde, de la dimension d'une pièce de deux francs.

Autour d'elle, de même que sur les jambes, on trouve de petites pustules superficielles inégales.

On trouve sur le bras gauche des traces de vaccine.

10 février. — Dessication des pustules.

Etat général très satisfaisant.

Le 21 février. — Le petit malade sort de l'hôpital. L'ulcération du sacrum est cicatrisée.

OBSERVATION V (personnelle)

S..., âgé de 62 ans, artiste lyrique, entre à l'hôpital d'Auber-villiers le 8 septembre 1900.

Antécédents : fièvre typhoïde à 42 ans.

De bonne santé habituelle.

Vacciné deux fois avec succès, dans l'enfance et à 14 ans.

Ce malade raconte qu'il a été pris brusquement le mardi 4 septembre de courbature, d'inaptitude au travail, et de frissons et d'une rachialgie assez intense. Il se purge avec 35 gr. de sulfate de magnésie.

Le 6, les signes généraux disparaissent à peu près complètement.

Le 7, il reprend du sulfate de magnésie.

Le 8 au matin, il constate disséminée sur le corps une éruption. Il va à la consultation de l'hôpital Saint-Louis et on l'envoie à l'hôpital d'Aubervilliers avec le diagnostic de variole.

Actuellement, 9 septembre, on constate une éruption vésiculo-pustuleuse peu abondante. Les éléments disséminés sur la poitrine, le front et les membres inférieurs sont peu abondants, superficiels, irréguliers, entourés d'un petit cercle rosé.

Rien à la gorge. Temp. 37°6.

L'état général est bon. Le malade demande à manger.

Rien aux organes.

Le 10. — Dessication de la plupart des éléments éruptifs.

Le 14. — Le malade sort de l'hôpital guéri.

L'examen du pus montre du staphylocoque.

L'examen du sang a été pratiqué ; polynucléose très nette.

OBSERVATION VI (personnelle.)

G..., âgé de 23 ans, entre à l'hôpital d'Aubervilliers le 14 novembre 1901, à la chambre 7 du pavillon des douteux.

Depuis quinze jours, il était soigné à Ricord pour une orchite blennorrhagique.

Vacciné avec succès pendant l'enfance, on le vaccine de nouveau à son entrée à l'hôpital.

Au bout de six jours, après quelques frissons, de la fièvre, de la rachialgie, apparaît une éruption pustuleuse discrète, occupant la face et le reste du corps.

On ne trouve pas de contage. On le fait transporter ici avec le diagnostic de variole.

A l'examen du malade, la face est le siège d'une éruption très discrète, constituée par de petites pustules, superficielles, arrondies, de volume inégal. Elles sont franchement purulentes.

Quelques-unes sont en voie de dessication.

Sur le tronc et les membres, on retrouve les mêmes éléments disséminés, au nombre d'une vingtaine.

Depuis deux jours, le malade éprouve de la douleur à la déglutition. On examine la gorge et on trouve sur l'amygdale droite, tuméfiée et rouge, quelques petites pustules de la grosgeur d'un grain de mil.

La région rétromaxillaire est tuméfiée.

L'examen du pus des pustules montre un pus très riche en staphylocoques et aussi en fibrine. Il diffère totalement de celui de la variole.

L'examen du sang dénote une abondance remarquable de polynucléaires.

17 novembre. — Les pustules sont complètement desséchées ; le malade sort guéri et retourne à Ricord.

OBSERVATION VII (personnelle).

C..., employé de chemins de fer, âgé de 34 ans, est entré à l'hôpital d'Aubervilliers, le 25 janvier 1902.

On ne trouve chez lui aucun antécédent ; il est d'une bonne

santé habituelle. En 1900, il a été opéré à Lariboisière par M. Reynier pour une appendicite.

Vacciné dans l'enfance avec succès. Revacciné il y a une dizaine d'années sans succès.

Le 20 janvier, il éprouve une sensation de picotement aux yeux, suivie les jours suivants de larmoiement.

Il éprouve de la courbature, de la céphalée, des frissons, un léger état fébrile et une rachialgie peu intense.

Le lendemain, 21, il constate à son réveil une éruption qui siège au cuir chevelu puis à la face.

Le 22. — L'éruption se généralise au reste du corps.

Le 24. — Le malade qui, jusqu'ici avait continué son service, va consulter un médecin de la compagnie qui l'envoie ici pour variole douteuse.

Actuellement, on constate sur tout le corps une éruption pustuleuse discrète, composée d'éléments très superficiels, sous-épidermiques, inégaux, non ombiliqués, et entourés pour la plupart d'un liseré rouge.

A la face l'éruption est en voie de dessication.

Les yeux sont le siège d'une conjonctivite assez intense avec larmoiement.

Etat général bon. Tempér. 38°.

Rien aux organes.

27 janvier. — Le malade se plaint de douleur à la déglutition. A l'examen de la gorge on constate une rougeur diffuse avec deux points pustuleux siégeant sur l'amygdale. Temp. 38°2.

1er février. — Les éléments sont en voie de dessication, mais on remarque que celle-ci se fait assez lentement.

2 février. — Le malade sort guéri.

L'examen du pus a été pratiqué et a montré du staphylocoque aureus.

L'examen du sang montre de la polynucléose.

OBSERVATION VIII

Pyo-dermatose à staphylocoques. Transmission de la mère au
fœtus. Lop (*in Bulletin de la Société d'obstétrique de Paris,*
nº 2, 20 février 1902, p. 71).

Le 28 septembre dernier, j'étais appelé auprès d'une de mes
anciennes élèves, Mme X..., sage-femme au village de l'Estaque, primipare de vingt-trois ans, en travail depuis la veille
au soir. Sa mère, sage-femme, qui l'assistait, constatant
qu'après neuf heures de travail, la dilatation complète depuis
trois heures, la tête restait immobile en DP, se décidait à me
faire venir.

Prévenu à onze heures, je n'arrivai qu'à midi et demi ; je
trouvais un fœtus souffrant, le liquide amniotique fortement
coloré par le méconium, et les bruits du cœur absolument
éteints. Anesthésie à « La Reine » et extraction en OP, assez
rapidement achevée. Le fœtus, un garçon de 4.970 grammes,
respirait encore. Le cordon coupé entre deux pinces de Péan,
je confie l'enfant à la grand'mère, qui le ranime assez rapidement. Périnée intact, délivrance normale vingt-cinq minutes
après.

Après m'être occupé de la mère, toilette, etc., j'examinai l'enfant, qui était robuste et criait vigoureusement. A mon grand
étonnement, je trouvai au niveau de la lèvre supérieure, sur la
ligne médiane, à la région sourcilière, près de la racine du nez
et sur la joue droite, une ulcération de forme triangulaire large
comme une pièce de quatre sous, mettant à nu le derme, qui
était d'un rouge vif, mais ne saignant pas. Ces ulcérations
n'étaient certainement pas traumatiques, il n'existait pas de
malformations du bassin, il n'a pas été fait de tentatives de
réductions manuelles. et l'application du forceps a été correcte,
classique.

Assez intrigué, je me demandai quelle pouvait être la cause

de cette destruction épidermique, lorsque, la mère m'ayant appelé pour me demander un renseignement, je constatai sur sa face, chose que je n'avais pu faire à mon arrivée à cause de la position de l'accouchée et de l'éclairage défectueux de la pièce, une éruption de vésicules impétigoïdes, les unes en voie de dessication, les autres en pleine floraison. Au niveau de la commissure labiale droite, se trouvait un petit abcès spontanément ouvert depuis quinze jours. Sur le thorax, au-dessous des seins, se montraient de nombreuses pustules desséchées.

Interrogée sur cette éruption, Mme X... m'apprend qu'elle s'est produite, du soir au matin, après un vif émoi, éprouvé quinze jours auparavant.

La santé de cette accouchée avait été si parfaite durant toute la grossesse, qu'elle n'avait pas interrompu ses occupations professionnelles un seul jour.

Cet interrogatoire ne me donnait, comme on le voit, peu ou pas de renseignements.

Après avoir prescrit un traitement approprié à la mère et à l'enfant, et laissé l'accouchée aux soins de sa mère, je quittai l'Estaque pour revenir le lendemain soir. A mon arrivée, je trouvai l'enfant, la face couverte de pustules, en voie de suppuration, et les ulcérations congénitales, recouvertes de croûtes rougeâtres épaisses. Le corps et les membres sont intacts (cette poussée s'est faite dans la nuit). L'enfant ne paraît pas souffrir de cet état local, il est apyrétique, tète vigoureusement et mouille bien ses langes.

Mais en présence de l'identité clinique de l'éruption maternelle et fœtale, je n'hésitai point à rattacher l'infection de l'enfant à celle de la mère. Afin d'enlever tout doute à cet égard, j'ensemençai des tubes de sérum que j'avais pris la précaution d'emporter, les uns avec du pus pris chez la mère, les autres avec du pus de l'enfant, puis deux autres avec du sang recueilli par piqûre, chez la mère et chez l'enfant, et je confiai cet examen au service bactériologique, qui me transmit le résultat :

a) Pus et sang maternel, staphylocoques purs.

b) Pus et sang fœtal; quelques rares streptocoques, staphylocoques en abondance.

Il ne pouvait plus y avoir d'hésitation sur la pathogénie de
cette éruption congénitale.

Malgré les soins dont a été entouré l'enfant, la mort survint le
septième jour.

OBSERVATION IX

(2ᵉ obs. de Jaccoud, in *thèse* Paulides).

Ouvrier raffineur, agé de 22 ans ; son travail consiste la plus
grande partie de la journée à soulever des charges de pains de
sucre. Pour cela il porte en bandoulière sur l'épaule gauche
une large courroie qui frotte non seulement sur la partie culmi-
nante de cette épaule, mais aussi sur la région antérieure et
sur la région postérieure. Cette courroie frotte également au
niveau de l'épine iliaque antérieure et supérieure. Dans différents points le frottement, au bout d'un certain temps, amena
des excoriations ; celles-ci s'enflammèrent et se couvrirent
d'un pus concrété. Le 29, autour du point traumatisé, apparut
une petite couronne de pustules ; le 30 mai l'éruption pustuleuse s'était étendue sur le tronc et sur les membres. Le même
jour, douleurs accompagnées de rougeur et de gonflement au
niveau des jointures.

Entré le 4 juin dans le service de M. le professeur Jaccoud (7ᵉ jour).

A ce moment, le malade présentait sur tout le corps une
éruption qui ressemblait à une éruption de variole à la période
de suppuration ; les pustules les plus accusées étaient entourées d'une auréole rouge ; pas d'ombilication.

Epanchement dans le genou droit ; le genou gauche ne tarde
pas à être atteint, et successivement les poignets et les coudes
furent pris de la même façon.

Légère hypertrophie de la rate ; traces d'albumine dans les urines.

La maladie dura 24 jours, la température persistant pendant 22 jours entre 38° et 39°, du fait de la reprise incessante des arthrites ; puis le malade entra en convalescence.

M. Ménétrier isole le staphylocoque. Ici le traumatisme doit certainement entrer en première ligne de compte dans la genèse du premier accident ; mais leur généralisation rentre certainement parmi les symptômes spéciaux de la maladie.

Observation X

(Després, *Bulletins, Mémoires de la Société de chirurgie.*
Paris, 1888.)

Le nommé Louis N..., âgé de 26 ans, garçon d'hôtel, est entré à la Charité le 22 septembre 1887.

Aucun antécédent.

Des traînées rouges d'angioleucite se dessinent sur la jambe gauche jusqu'à l'aine. Pas trace d'écorchure étendue au pied.

Compresses loco dolenti, puis compression ouatée.

Le 5 octobre, le malade a des frissons d'un quart d'heure, puis le soir même apparaît une éruption très discrète de papules érythémateuses localisées surtout au niveau des genoux, des poignets, et quelques papules disséminées au tronc. Le malade n'a pas eu de vomissements, pas de rachialgie ; rien dans les symptômes généraux ne peut faire regarder cette éruption comme varioloïde, bien que sa forme s'en rapproche beaucoup. La température, le 7 au soir, s'élève, à 39°.

Le 8, l'éruption est plus marquée sur le genou gauche ; quelques boutons au front ; au genou, elle forme pour ainsi dire un fer à cheval autour de la rotule, ne descend pas sur la jambe, mais remonte très discrètement sur la cuisse. La plupart des éléments sont très espacés. Au poignet, elles forment bourrelet ;

quelques-unes au coude. Cette éruption n'est pas douloureuse. Pas de frissons dans la journée.

Le 10, au soir, frissons avec température 41°.

Le 11, nouvelle poussée ; l'éruption, qui commençait à pâlir, a repris sa couleur primitive. Examinée avec soin, on observe une très petite vésicule au centre de certaines papules.

La santé se conserve assez bonne ; l'appétit a persisté, et, les jours où le malade était apyrétique, il mangeait et il n'accusait qu'un sentiment de faiblesse générale.

Le 22, le malade a quelques frissons.

Le 24, courbature générale, douleurs vagues au niveau des bras.

Le 26, quelques frissons, troisième éruption aux genoux et à l'avant-bras. On observe nettement quelques petites pustules.

Le 28, autre poussée éruptive, quatrième éruption, cette fois exclusive sur les membres inférieurs. Temp. vesp. 40°5.

Le 1er décembre eut lieu la cinquième et dernière éruption.

Le 7 décembre, il ne reste aucune trace d'éruption ; la température revient peu à peu à la normale. Le malade sort le 31 décembre 1887.

CONCLUSIONS

1° La pustule de Colles est une manifestation cutanée assez fréquente de la pyohémie ;

2° Là plupart du temps, c'est une infection cryptogénétique, à étiologie obscure ;

3° Elle est presque toujours due au staphylocoque doré ;

4° Bien qu'elle possède des symptômes généraux atténués, ses signes physiques, notamment l'éruption, permettent souvent de poser le diagnostic ;

5° Quand on pense à une variole ou une varicelle possibles, la constatation de la polynucléose permet de rejeter ce diagnostic.

6° S'il s'agit d'une autre infection que la variole ou la varicelle, la formule leucocytaire étant identique ne pourra éclairer le diagnostic ;

7° Le pronostic de la maladie de Colles est toujours bénin ; c'est une pyémie atténuée. Cependant si elle est une étape de l'infection générale grave, la mort est la règle.

BIBLIOGRAPHIE

ADOLF-DENNIG. — Uber septische erkrankungen mit besonderer berucksichtigung der kryptogenetischen septicopyœmie. Leipzig, 1891.

ANSTIE. — The Lancet, January 1870, I, p. 117.

AULAS. — Des éruptions septicémiques. Thèse, Paris, 1878.

BLACH.— Epidemic of impetigo contagiosa. Med. Record. n. F., 1883, p. 63.

BESNIER, BROCQ et JACQUET. — La pratique dermatologique, t. II, p. 856.

BOCKARDT. — Mohatschrift fur practische dermatologie, 1887, vol. VI, p, 456.

BOUCHARD et BRISSAUD. — Les maladies infectieuses, in Traité de médecine, t. I.

BOUCHARD. — Traité de pathologie générale, t. II.

BRINDEAU. — Société obstétricale, 16 avril 1896.

BROCA. — Abcès multiples de causes inconnues. Progrès méd., 1881, p. 164.

COLLES. — Fatal consequences resulting from slight wunds received in dissection in Dublin hospital reports and communications in medicine and Surgery ; 3ᵈ vol., année 1822, XIᵉ partie, p. 203.

CANON. — Zur Ætiologie der sepsie, Pyæmic und osteomyelites

auf grund bakteriologischer untersuchungen des Blutes. Deutsche Zeitschrift für chirurgie, 1894. Bd. XXXVII.

COURMONT. — Article staphylococcie, in Traité de méd. et de thérap., t. I.

CROOKER. — On the contagium of impetigo contagiosa. Lancet, London, 1881, p. 321.

DUBREUILH. — De l'impétigo contagieux et de l'eczéma infectieux. Annales de dermatologie et de syphiligraphie, 1890.

FEULARD. — Pyodermite impétigineuse. Société française de dermatologie, 1895.

GRAVES. — Clinique médicale, traduite par M. Jaccoud, t. II.

HÉBRA. — Traité des maladies de la peau, article Pustules.

HULOT. — Infections d'origine cutanée chez les enfants. Thèse Paris, 1895.

HUTINEL et LABBÉ. — Contribution à l'étude des infections staphylococciques, particulièrement chez l'enfant. Archives gén. de méd., 1896.

ETIENNE (Georges). — Les pyosepticémies médicales. Thèse, Nancy, 1892-93, n° 357.

HALLOPEAU et LEREDDE. — Traité de dermatologie, art. Impétigo, p. 373.

JACCOUD. — Septicémies spontanées à staphylocoques. Semaine médicale, 1890.

KAPOSI. — Traité des maladies de la peau, art. pustules.

KOHN. — Über impetigo contagiosa. Vienne Med. presse, 1871, p. 583.

LAUMET. — Rapports des éruptions cutanées avec les suppurations. Thèse, Paris, 1887.

MASIUS et BECO. — Contribution à l'étude des formes septicémiques dans la staphylococcie. Revue de méd., Paris. 1897.

MERCIER. — Contribution à l'étude des infections généralisées de l'organisme humain par les staphylocoques pyogènes. Thèse, Paris, 1900.

P. Murray Braiwood. — De la pyohémie. Trad. Alling., 1 vol., Paris, 1870.

Paul. — Pustular eruption in pyœma .Philadelphia med. Times, 1878, ix, 80.

Paulides. — Contribution à l'étude de l'infection purulente. (Pustules de Colles). Th., Paris, 1891-1892.

Picaud. — Eruptions cutanées consécutives aux lésions traumatiques. Thèse, Paris, 1875.

Pradel. — Contribution à l'étude de la pyohémie médicale. Thèse, Paris, 1891.

Reymond et Alexandre. — A propos d'un cas de staphylococcihémie. Revue de chirurgie, n° 10, 10 octobre 1901.

H. Roger. — Traité des maladies infectieuses, Paris, 1902, t. i, p. 451 ; t. ii, p. 832.

H. Roger. — Etude clinique sur quelques maladies infectieuses d'après les observations recueillies à l'hôpital d'isolement de la porte d'Aubervilliers pendant l'année 1900. — Revue de méd., n° 6, 10 juillet 1901, p. 516 et 606.

H. Roger et Josué. — Des modifications histologiques et chimiques de la moelle osseuse aux différents âges et dans l'infection staphylococcique. Société de biologie, 1899.

H. Roger. — Introduction à l'étude de la médecine, 1899, p. 216.

Raoult Deslonchamps. — Le staphylocoque pyogène, étude expérimentale et clinique. Thèse, Lyon, 1898.

Saint-Philippe. — De quelques-unes des portes d'entrée de l'infection chez l'enfant, et principalement des infections cutanées. Arch. clin. de Bordeaux, t. i, 1re année, 1892, p. 311.

Savory. — On pyœmia. St-Barth. Hospit. Reports. Vol ii, p. 46, 1866 et vol. iii, p. 19. 1867.

Sewkowitsch. — Ein beitrag zur frage der existenz der impetigo contagiosa. Leipzig, 1877, p. 303-312.

Tillbury Fox. — Traité des mal. de peau, article impétigo.

Tezzoni. — Contribution à l'étude des voies d'élimination du staphylocoque pyogenes aureus. Riforma medica, 1891.

Unna. — Uber die impetigo contagiosa nebst beinerkungen uber pustulose uno hullose affections, 1880. -- Vierteljohrsschrift fur dermatologie, 13-26.

Unna. — Ein fall von nophritis bei impetigo contagiosa, par Muller. K. Jarbericht, 1890, p. 65.

E. Weill. — Le sang et les réactions défensives de l'hématopoièse dans l'infection variolique. Th. Paris, 1901.

Verneuil. — Eruptions septicémiques. Gaz. hebdom. de méd. et chir. 1868.

Wilks. — Report on pyœmia. Guy's hospit. Reports, ser. III, vol. VII, p. 116.

TABLE DES MATIÈRES

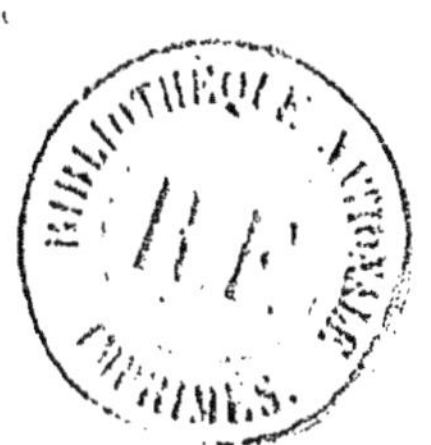

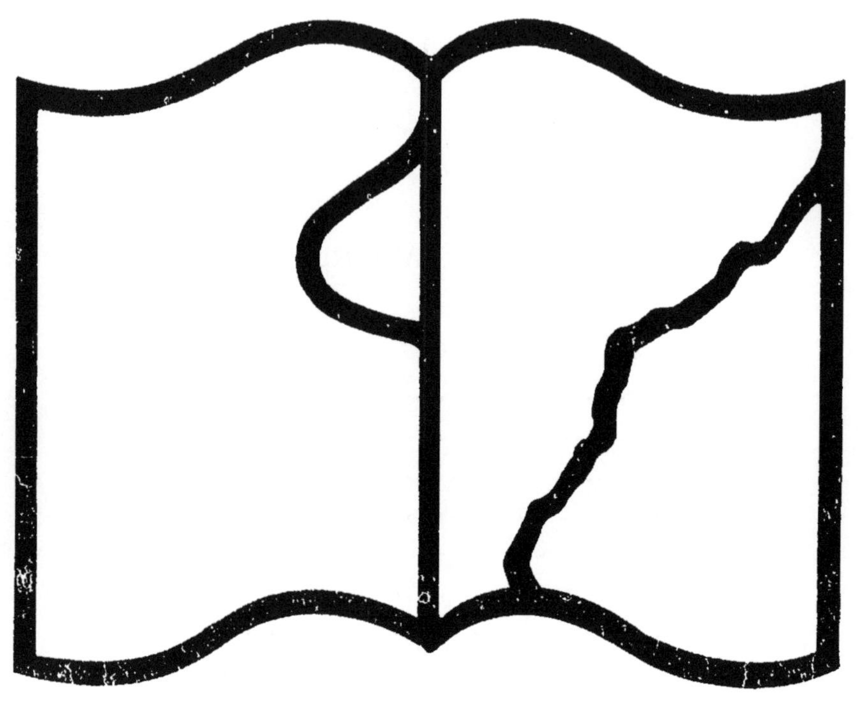

Texte détérioré — reliure défectueuse

NF Z 43-120-11

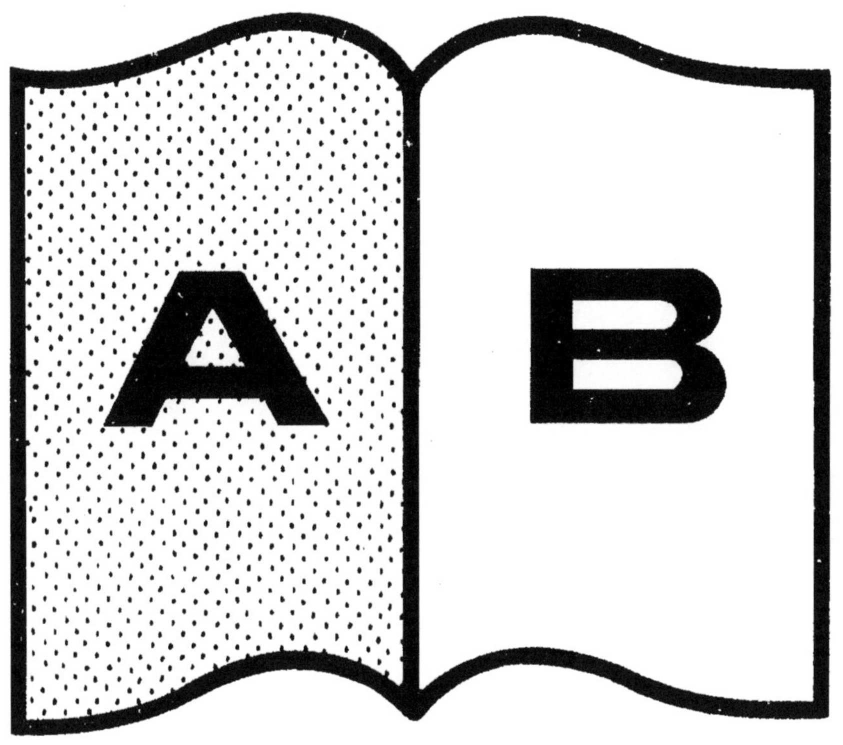

Contraste insuffisant

NF Z 43-120-14